L'INOCULATION PRÉVENTIVE DU CHARBON.

RÉPLIQUE

AU DISCOURS PRONONCÉ A GENÈVE PAR M. PASTEUR

PAR

le docteur **R. KOCH,**

CONSEILLER INTIME A L'OFFICE IMPÉRIAL DE SANTÉ.

CASSEL & BERLIN.

CHEZ THÉODORE FISCHER.

1883.

Bruxelles: C. Muquardt. — London: Williams & Norgate. —
New-York: B. Westermann & Co. — Paris: C. Klincksieck. — Rome: H. Loescher. —
St. Petersbourg: Eggers & Co.

L'INOCULATION PRÉVENTIVE DU CHARBON.

RÉPLIQUE

AU DISCOURS PRONONCÉ A GENÈVE PAR M. PASTEUR

PAR

le docteur **R. KOCH,**

CONSEILLER INTIME A L'OFFICE IMPÉRIAL DE SANTÉ.

KASSEL & BERLIN.

CHEZ THÉODORE FISCHER.

1883.

Impr. Gotthelft frères — Kassel.

Dans le programme du quatrième Congrès international d'hygiène et de démographie tenu à Genève au mois de Septembre de cette année M. Pasteur avait annoncé pour l'une des séances générales une communication sur l'atténuation des virus. Comme membre du Congrès, je n'ai, cela va de soi, pas manqué d'assister à cette séance, car je comptais y entendre énoncer des données, que l'on pût utiliser scientifiquement, sur la méthode employée par M. Pasteur pour obtenir l'atténuation du pouvoir virulent des bactéridies charbonneuses, ainsi que des chiffres exacts sur les pertes résultant des vaccinations préventives et sur l'immunité des animaux inoculés contre l'infection naturelle. En outre, il était permis d'espérer qu'il serait question de nouvelles découvertes importantes sur les maladies infectieuses. On savait, en effet, que l'année précédente M. Pasteur avait fait des études sur la fièvre jaune, à l'occasion de l'apparition de cette maladie dans le midi de la France, et que depuis longtemps il s'occupait à découvrir le microbe de la péripneumonie gangréneuse.

Eh bien! rien de tout cela n'a été produit au Congrès, que M. Pasteur a simplement entretenu de choses déjà connues sur le choléra des poules, de la „nouvelle maladie de la rage", et, en ce qui concerne les inoculations préventives contre le charbon, de quelques renseignements sans aucune valeur indiquant le nombre de milliers d'animaux vaccinés. La seule chose qui parût nouvelle se rapportait à un parasite que M. Pasteur prétend avoir découvert dans la fièvre typhoïde du cheval, mais qui appartient également, comme nous aurons l'occasion de le voir, à l'ordre des choses connues. Évidemment l'ensemble devait servir uniquement de base à une polémique contre ma personne, polémique qui n'a pas été restreinte à la thèse annoncée, mais qui s'est étendue à toutes les divergences qui existent entre nous relativement à l'étiologie du charbon. Ces questions, que je considère la plupart comme vidées et qui concernent le refroidissement des poules, le rôle des lombrics, etc. n'offrent pour l'hygiène aucune importance réelle: il était d'autant plus déplacé de les discuter dans une séance générale du Congrès d'hygiène que M. Pasteur ne s'est pas attaché à me réfuter par des preuves tirées de faits positifs, et que la polémique à laquelle il s'est livrée a consisté en assertions générales produites dans un ton presque toujours personnel et irrité. Aussi ai-je cru à ce moment là que le plus convenable était de me borner à protester contre les attaques de M. Pasteur, en me réservant toutefois le droit de répliquer plus tard en règle. En livrant aujourd'hui ma réplique à la publicité, je crois devoir saisir cette occasion pour exposer mon opinion générale sur les travaux de M. Pasteur relatifs à la recherche des maladies infectieuses. J'ai à peine besoin d'affirmer que, bien qu'obligé de contredire M. Pasteur sur plusieurs points, je n'en rends pas moins volontiers justice aux services éminents qu'il a, dans d'autres matières, rendus à la science.

Il existe une différence profonde entre les méthodes suivies par M. Pasteur pour l'étude des maladies infectieuses et celles que j'ai suivies moi-même; c'est un motif suffisant pour que nous soyons forcément arrivés dans nos expériences à des résultats divergents.

Le point de vue auquel je me place, est, caractérisé en peu de mots, le suivant:

Il n'est pas encore prouvé que toutes les maladies infectieuses soient engendrées par des micro-organismes parasitaires: il faut donc dans chaque cas particulier fournir la preuve du caractère parasitaire de la maladie. Le premier pas à faire pour rechercher cette preuve c'est d'examiner soigneusement toutes les parties du corps affectées par la maladie, afin de constater la présence des parasites, la manière dont ils sont répartis dans les organes malades et leurs rapports avec les tissus du corps. Il va de soi qu'il y a lieu de faire usage pour ces recherches de tous les moyens accessoires que la science microscopique moderne met à notre disposition. Il faut examiner au microscope, à l'état frais, avec ou sans réactifs, les tissus, les sérosités, le sang, la lymphe, etc., les faire ensuite sécher sur la lamelle de verre et les traiter avec les réactifs colorants les plus divers, couper les objets durcis en tranches minces au moyen du microtome, les colorer également et les soumettre ainsi préparés à un examen microscopique approfondi en employant les moyens d'éclairage les plus favorables et en se servant des meilleures lentilles. Ce n'est qu'après s'être ainsi orienté à fond sur la question de savoir s'il existe des micro-organismes dans les parties malades, et à quels endroits du corps, par exemple dans les poumons, dans la rate, dans le sang du coeur etc., il s'en trouve à l'état de pureté que l'on peut tenter de prouver que ces micro-organismes sont de nature pathogène et qu'ils sont spécialement la cause de la maladie dont il s'agit. A cet effet il faut les multiplier en cultures pures, et lorsque, par ce procédé, ils sont débarassés de toutes les particules du corps malade qui y adhéraient, en faire la revaccination, si possible sur des animaux de l'espèce de ceux sur lesquels la maladie a été observée, ou tout au moins sur des animaux chez lesquels on sait par expérience que cette maladie se produit avec des symptômes qui ne sauraient être méconnus. Prenons la tuberculose comme exemple. On a d'abord constaté par l'examen microscopique qu'il existe dans les organes malades des *bacilli* caractérisés d'une façon éclatante par des réactions colorées; ensuite ces *bacilli* ont été isolés en les cultivant à l'état de pureté et en ayant soin de prendre pour point de départ telles parties du corps où les *bacilli* ne sont pas mélangés avec d'autres bactéries et par conséquent pas altérés par celles-ci; puis, pour terminer on a de nouveau produit la tuberculose en inoculant ces cultures à un nombre aussi grand que possible d'animaux dont la réceptivité pour la tuberculose est connue. L'erysipèle nous fournit un second exemple très instructif. On savait depuis longtemps que dans cette maladie il se trouve constamment des microcoques dans la peau. Cette circonstance ne prouvait pas encore que les microcoques fussent la cause de la maladie. Mais après que Fehleisen a réussi récemment à faire des cultures pures de ces microcoques tirés de lambeaux de peau excisés sur des personnes atteintes d'erysipèle, en prenant toutes les précautions nécessaires contre les adultérations qui auraient pu provenir d'autres bactéries séjournant par hasard sur l'épiderme, et qu'il a réussi en outre à produire sur l'homme, en inoculant ces cultures, un erysipèle typique, il est hors de doute que les microcoques sont bien réellement la cause de l'erysipèle et que celui-ci doit être considéré comme une maladie parasitaire.

Cette marche dans les recherches, telle que je viens de la décrire, me parait seule être conforme à l'état actuel de la science, et cependant M. Pasteur s'en éloigne sensiblement.

En première ligne M. Pasteur part de la conviction que toutes les maladies infectieuses sont engendrées par des microbes, et il n'admet pas la première des conditions posées par moi, c'est à-dire la nécessité de prouver l'existence d'organismes microscopiques et de constater dans quelles parties du corps ils se rencontrent. C'est ainsi que M. Pasteur ne dit pas si dans ses recherches sur la «nouvelle maladie de la rage», il a préalablement examiné si les organes de l'enfant mort hydrophobe — et qui lui a servi de point de départ pour ses essais d'infection — et surtout les glandes sublinguales de cet enfant renfermaient des microbes. Et cependant, dans ce cas tout particulièrement, un pareil examen était indispensable, car on sait que dans la rage ce sont les glandes sublinguales qui renferment le virus et que par conséquent les microbes dont on soupçonnait l'existence devaient se trouver de préférence en cet endroit dans toute leur pureté, les tissus des glandes sublinguales n'étant d'habitude pas le siège de bactéries. M. Pasteur, lorsqu'il il a essayé de transmettre la rage du cadavre de cet enfant à des animaux, a pris comme vaccin, non pas le tissu des glandes sublinguales, mais la salive elle-même, dont il est prouvé, qu'elle contient, comme l'ont établi Vulpian (Bulletin de l'académie de médecine, 29. Mars 1881) et Steinberg (National Board of Health, April 30th 1881), même chez des personnes saines, des bactéries pathogéniques. M. Pasteur suit le même procédé pour la prétendue fièvre typhoïde du cheval. Il n'examine pas les tuméfactions œdémateuses de la peau et de l'intestin ou la rate, qui est gonflée: il ne nous dit pas s'il existe des microbes caractéristiques dans le sang du cheval malade ou qui vient de périr: il se contente de faire des vaccinations avec le mucus nasal de l'aminal mort, lequel sans aucun doute, renferme, comme la salive, encore beaucoup d'autres bactéries.

Le procédé n'étant pas correct et les matières employées n'étant pas pures de mélanges on doit se demander si de pareilles vaccinations sont capables d'engendrer la maladie sur laquelle on fait des recherches: mais non content de cela, M. Pasteur compromet encore le résultat de ses expériences en pratiquant les vaccinations non pas sur une espèce animale notoirement susceptible de prendre la maladie, mais sur la première venue, par exemple sur des lapins. Pour savoir si telle ou telle substance renferme le virus rabique il faudrait cependant commencer par l'inoculer à un chien, et quand on fait des recherches sur l'étiologie d'une maladie du cheval il faudrait, du moment où l'on ne veut pas prendre comme vaccin le sang, la rate ou d'autres parties analogues et où l'on donne la préférence au mucus nasal qui renferme d'autres bactéries, tout au moins pratiquer les vaccinations sur des chevaux et non pas sur des lapins desquels personne ne sait si ils sont susceptibles de contracter la fièvre typhoïde du cheval et de quelle manière cette maladie se manifesterait éventuellement chez eux.

[Aussi les suites de la méthode suivie par M. Pasteur éclatent-elles au grand jour. Dans ses travaux sur le charbon M. Pasteur a trouvé un terrain déjà déblayé. On connaissait les bacillus du charbon, et la preuve qu'ils sont la cause de la maladie avait déjà été fournie. M. Pasteur n'avait donc à compter qu' avec des faits acquis et les côtés faibles de sa méthode ne pouvaient pas se manifester avec autant d'évidence que dans d'autres circonstances ultérieures. Pour le choléra des poules également, M. Pasteur a trouvé le terrain préparé par MM. Peroncito et Toussaint, de sorte qu'il lui a été moins faile de s'égarer. Mais dès que M. Pasteur eût entrepris une nouvelle question, en s'occupant de la rage canine, sa méthode défectueuse l'a fait immédialement dévier de son but. M. Pasteur n'a pas découvert les microbes de la rage qu'on espérait alors trouver et que selon toute apparence on cherche maintenant encore en vain; au lieu de microbes on a rencontré des bactéries, et l'on a prétendu qu'elles engendraient une nouvelle maladie. Mais en examinant de plus près cette prétendue «nouvelle maladie» on reconnait bien vite en elle la septicémie des lapins, qui est connue depuis longtemps. M. Pasteur décrit le nouveau microbe comme étant de petite dimension, en forme de 8, avec un étranglement allongé. Les lapins infectés par ce microbe sont morts au bout d'envrion vingt-quatre heures. A en juger par leur forme aussi bien que par leur action pathogénique sur les lapins vaccinés ces microbes ne peuvent être autre chose que ceux de la septicémie du lapin, c'est-à-dire d'une maladie qui a été étudiée à fond au moyen d' expériences, autrefois par Coze et Teltz, plus tard par Davaine et en dernier lieu par le Dr. Gaffky à l'occasion de son travail sur la septicémie. Un fait curieux qui se manifeste avec une évidence croissante dans l'étude des bactéries pathogènes, c'est que le processus pathologique auquel nous donnons le nom de septicémie n'est pas uniforme. Il existe des bactéries pathogènes diverses qui engendrent chez certaines espèces d'animaux une maladie qui provoque la mort en présentant les symptômes de la septicémie. C'est ainsi que nous connaissons déjà une septicémie des souris, occasionée par des bacillus excessivement ténus, et qui, chose curieuse, ne tue ja mais les cobayes, tandis qu'elle engendre chez les lapins une maladie analogue à l'érysipèle. Moi même j'ai observé à différentes reprises une septicémie propre au cobaye et engendrée par de très petits microcoques. En outre on connait la septicémie des lapins — dont il a déjà été question — avec ses microbes en forme de S, et qu'on a déjà provoquée bien souvent en inoculant aux lapins les substances les plus diverses à l'état de putrescence. On l'a obtenue surtout par des vaccinations avec du sang corrompu, avec de l'eau d'évier et d'autres liquides analogues en putrescence. Il y a plus, M. Steinberg est parvenu à engendrer régulièrement cette maladie en inoculant sa propre salive, bien qu'il fût bien portant, et il a publié des planches photographiques très caractéristiques des microbes en S qu'il a obtenus en se servant de sa salive comme vaccin. Ce sont des choses que doit connaitre, à moins de tomber dans des erreurs, tout expérimentateur qui fait des essais d'infection sur des lapins. Ou bien M. Pasteur ne les connaissait ou bien il ne s'en est pas préoccupé, sans quoi il n'aurait pas fait des essais de vaccination sur des lapins avec un liquide tel que la salive d'un cadavre, qui est si riche en microbes, au lieu d'opérer — ce qui était seul indiqué dans ce cas — sur des chiens qui sont très réfractaires aux infections susceptibles d'engendrer la septicémie, et par dessus tout il n'aurait pas désigné comme «nouvelle maladie» une affection connue depuis longtemps. Mais ce qui est réellement incompréhensible, c'est que M. Pasteur n'ait pas tiré une leçon de l'expérience acquise une première fois, et qu'il soit de nouveau tombé dans la même faute dans ses recherches sur la fièvre typhoïde des chevaux. Certes, pour les recherches étiologiques sur cette maladie, il est sans aucun intérêt de savoir que le lapin meurt au bout de peu de temps après avoir été vacciné avec le mucus nasal de l'animal mort, car les lapins, qui succombent lorsqu'on leur a inoculé la salive d'un homme bien portant, ne résistent probablement pas quand on les vaccine avec les sécrétions nasales en voie de décomposition d'un cheval qu'une maladie quelconque a fait périr. En première ligne il aurait tout au moins fallu s'assurer si l'inoculation du mucus nasal d'autres chevaux et même de chevaux sains ne tue pas les lapins. Mais rien de tout cela n'a été fait, et un malin hasard a voulu qu'ici aussi on ait vu paraître l'omineux microbe en 8. qui fait périr les lapins dans l'espace d'environ 24 heures. Pour les personnes entendues aux maladies infectieuses des animaux il n'y a aucun doute qu'au cas particulier, il s'agissait de nouveau de la septicémie des lapins décrite par Davaine et désignée par M. Pasteur comme maladie nouvelle. Et de fait il ne pouvait pas en être autrement, car nous savons que c'est par la septicémie que le lapin réagit contre l'inoculation de liquides de ce genre lorsque ceux-ci renferment des bactéries. Je ne doute pas que si M. Pasteur persiste dans cette voie et si il continue à vacciner des lapins avec des humeurs animales en putrescence, il rencontrera souvent encore le microbe en forme de 8, et qu'il aura l'occasion de le présenter comme une découverte du plus grand intérêt et de la plus haute importance soit à l'Académie, soit dans un Congrès. Mais étant même admis le cas que l'inoculation de la sérosité nasale du cheval eût produit une maladie infectieuse artificielle. différente de celles que l'on a observées jusqu'ici sur les lapins, je n'en estimerais pas moins cette découverte comme étant d'une signification trop minime pour être communiquée comme un objet important à un Congrès international. Dans les recherches étiologiques faites jusqu'ici à l'office impérial sanitaire on a découvert successivement jusqu'à dix maladies infectieuses artificielles des animaux, lesquelles ne sont pas engendrées par des microbes en forme de 8, mais par différentes espèces de bactéries de forme caractéristique et provoquant des procès pathologiques tout particuliers. Et cependant nous n'avons pas cru devoir faire de chacune de ces découvertes l'objet d'une publication détaillée, car il nous a paru que l'intérêt principal devait se porter de préférence sur les organismes microscopiques pathogéniques.

Les méthodes suivies par M. Pasteur doivent par conséquent, comme nous venons de le voir, être considérées comme fautives; l'examen microscopique fait défaut, ce sont des substances impures qui sont employées pour la vaccination et cette opération se fait sur des animaux impropres à ce genre d'expériences. En outre, dans l'explication des résultats que ses expériences lui ont fait obtenir, M. Pasteur, se laissant guider par une opinion préconçue, arrive à se faire l'idée la plus singulière des phénomènes morbides et cadavériques observés sur les aminaux qui ont servi aux expériences. Mais. à cet égard. on ne saurait lui faire grand reproche.

M. Pasteur n'est pas médecin, et on ne peut exiger de lui qu'il sache commenter avec justesse les processus pathologiques et les symptômes de maladie. Pour ses collaborateurs du monde médical le devoir était d'autant plus pressant de le rendre attentif à des erreurs aussi grossières que celles qui ont été commises dans l'explication de la maladie des lapins obtenue par la vaccination de mucus nasal des chevaux; mais ce devoir n'a pas été accompli. D'après les recherches faites par M. Schütz cette maladie des chevaux appartient au groupe des processus érysipélateux et n'a rien de commun avec le typhus des hommes. Et quant à la maladie produite sur les lapins par l'inoculation du mucus nasal, la forme caractéristique des microbes en S, ainsi que la rapidité avec laquelle ils font mourir ces animaux, nous prouve que cette maladie est identique avec la septicémie ordinaire des lapins et qu'elle n'a aucun rapport avec le typhus. Mais il paraît que M. Pasteur, trompé par l'analogie des désignations, a cru que l'affection que l'on appelle par hasard la fièvre typhoïde des chevaux est une véritable maladie typhoïde, semblable ou peut-être même identique au typhus abdominal, car il fait remarquer avec une insistance toute particulière que les lapins infectés ont les plaques de Peyer tuméfiées, surtout dans le voisinage de la valvule iléo-cœcale, et que les animaux meurent en moins de vingt-quatre heures d'une véritable fièvre typhoïde. Il n'indique pas comment on est arrivé à diagnostiquer comme typhoïde une fièvre qui ne dure pas même vingt-quatre heures. A défaut d'explications la chose parait très-bizarre, car jusqu'ici on ne connaissait ni une fièvre typhoïde des lapins, ni, en général, une fièvre typhoïde ne durant qu'un jour. De pair avec l'hydrophobie d'un jour des lapins, de Lannelonge et Raynaud, et avec la syphilis des porcs qui se manifeste par des bactéridies dans le sang dès le lendemain de l'inoculation, comme MM. Martineau et Hamonic l'ont dit récemment, la fièvre typhoïde des lapins qui ne dure qu'un jour appartient à une catégorie de choses qui sont en opposition flagrante avec l'expérience acquise et avec les opinions admises par la science, et qui ne sont bonnes qu'à saper de nouveau la confiance que l'on commençait à accorder aux recherches étiologiques. Aussi ne pourrait-il qu'être utile à cette branche de la science de rectifier aussi vite que possible de pareilles erreurs ou de les livrer à l'oubli. On peut donc s'étonner à bon droit qu'une revue d'habitude très-bien rédigée — je veux parler des Annales d'higiène publique —, rapporte le plus sérieusement du monde dans une de ses dernières livraisons (No. 9) que M. Pasteur a cultivé les bactéries du typhus, ce qui peut induire les lecteurs à croire qu'il s'agit des bactéries du typhus véritable, c'est à dire du typhus abdominal.

Dans le discours qu'il a prononcé à Genève M. Pasteur s'est plaint amèrement que j'aie expliqué si imparfaitement ses travaux microscopiques et sa méthode de vaccination. Mais après tout ce que j'ai appris sur les vaccinations qu'il a faites avec de la salive et du mucus nasal sur des lapins et sa découverte réitérée du microbe en huit, je ne puis à mon grand regret, provisoirement du moins, pas modifier mon opinion.

Ce n'est pas seulement par la défectuosité de ses méthodes, mais encore par la manière de publier ses recherches, que M. Pasteur a provoqué des critiques. Dans les entreprises industrielles il est permis, et souvent même l'intérêt commercial l'exige, de tenir secret le procédé qui a conduit à une découverte. Mais dans la science, c'est un autre usage qui règne. Celui qui fait appel à la foi et à la confiance du monde scientifique a le devoir de publier les méthodes qu'il suit, de telle manière que chacun soit mis à même de vérifier l'exactitude des résultats publiés. M. Pasteur ne se conforme pas à ce devoir. Déja dans ses publications sur le choléra des poules, M. Pasteur a longtemps caché sa méthode d'atténuation du virus et finalement ce n'est que sur les instances de Colin qu'il s'est décidé à faire connaitre cette méthode. La même chose s'est répétée à propos de l'atténuation du virus du charbon, car les communications que M. Pasteur a faites jusqu'ici sur la préparation des deux vaccins sont si imparfaites qu'il est impossible, sans plus amples informations, de répéter et d'examiner son procédé. L'auteur qui agit ainsi n'est pas en droit de se plaindre lorsqu'il se heurte dans le monde scientifique à de la méfiance et à des critiques un peu vives, dont le bien-fondé est d'autant plus évident que d'autres savants qui s'occupent des mêmes études, par exemple MM. Toussaint et Chauveau, ont publié leurs méthodes sans aucune réticence; leur conduite à cet égard contraste agréablement avec celle de M. Pasteur.

Après ces explications qui montrent qu'il existe des motifs suffisants pour soumettre les allégations de M. Pasteur à une critique sévère, j'arrive à l'exposé des principales questions controversées entre M. Pasteur et moi. Elles ont trait en première ligne à l'étiologie du charbon, ensuite à la question de l'atténuation du virus charbonneux et de l'immunité artificielle contre le charbon.

En ce qui concerne d'abord l'étiologie du charbon je puis être d'autant plus bref que M. Pasteur n'a cherché sur un aucun point à détruire mes objections par des faits, mais qu'il se complait à des phrases générales qui naturellement ne changent rien à la chose elle-même. Dans la science, on le sait de reste, ce sont les faits, et non pas de beaux discours bien pondérés, qui emportent les décisions.

M. Pasteur estime que c'est lui qui a découvert l'étiologie du charbon, laquelle, on le sait, ne pouvait être fondée que sur la connaissance des spores résistantes des bactéridies, des conditions dans lesquelles elles naissent et de leurs rapports avec le sol, l'eau, etc. Bien que je ne sois pas amateur de discussions sur des questions de priorité, les circonstances sont trop évidentes pour qu'il me soit permis de les passer sous silence et je ne puis qu'opposer aux prétentions de M. Pasteur le fait que la publication dans laquelle j'ai exposé non seulement la formation des spores du charbon, mais encore leurs rapports avec l'étiologie du charbon, a paru dès l'année 1876. C'est en 1877, c'est-à-dire une année plus tard que M. Pasteur a écrit pour la première fois sur le charbon. Ce rapprochement me dispense de m'étendre davantage sur ce sujet.

M. Pasteur prétend qu'à cause de la température élevée de leur sang les oiseaux résistent à l'infection charbonneuse, mais qu'en abaissant d'une façon permanente leur température de quelques degrés on les rend susceptibles de contracter le charbon. Pour prouver cette assertion M. Pasteur cloue les poules sur une planche qui est trempée dans l'eau. Contre les arguments tirés de cette expérience j'ai fait valoir que les poules ne jouissent pas d'une immunité complète, mais que, — la preuve en est donnée par les essais de M. Oemler — bien souvent (11 fois sur 31 vaccinations) elles peuvent prendre le charbon et qu'en outre la vaccination communique toujours et sans exception le charbon à d'autres oiseaux, tels que les moineaux, dont le sang a cependant une température très-élevée. M. Pasteur m'a objecté que j'aurais au moins dû répéter son expérience du refroidissement des poules avant d'en contester l'exactitude. Évidemment M. Pasteur m'a mal compris, car à propos de son expérience je n'ai pas contesté les faits, mais j'ai déclaré que l'explication qu'il en donne n'est pas juste, et cette déclaration je dois la réitérer ici. En effet, comme je viens de le dire, d'autres oiseaux, malgré la température élevée de leur sang, réagissent très-promptement après l'inoculation du virus charbonneux, ainsi que j'ai pu m'en convaincre par de nombreuses expériences que j'ai faites moi-même. En outre, en clouant les poules sur des planches et en les plongeant dans l'eau on apporte un trouble si profond dans les conditions de leur existence que ce n'est plus le refroidissement seul qui agit sur ces animaux, mais que, selon toute probabilité il se produit d'autres désordres plus intenses encore qui les rendent peut-être plus accessibles à l'infection charbonneuse. Je rappelle seulement que les vaccinations préventives font mourir d'habitude les animaux de faible constitution, de sorte que, même sans refroidissement, les animaux dont l'énergie vitale a été diminuée sont plus sensibles au virus du charbon. Il en est peut-être de même des poules clouées sur des planches. Dans tous les cas l'expérience n'est pas nette, elle ne saurait démontrer ce que M. Pasteur entend prouver, et je n'ai, quant à moi, aucun motif de répéter cette expérience inutile.

Une divergence d'opinions bien plus importante est celle qui est relative à l'infection naturelle. M. Pasteur admet que les spores se forment dans les cadavres enfouis, que ces spores sont amenées à la surface du sol par les lombrics et que la poussière les fait arriver dans le fourrage. Pour qu'une infection se produise il faut, d'après M. Pasteur que le fourrage soit rugueux et qu'il blesse les animaux dans la bouche. L'infection se produit par une espèce de vaccination dans la bouche, et M. Pasteur invoque à titre de preuve le fait, observé par lui, que régulièrement chez les animaux qui ont succombé spontanément au charbon les glandes sublinguales sont tuméfiées parce que ce sont elles qui sont le plus rapprochées de la partie du corps où l'infection s'est produite. A cela j'oppose ce qui suit: d'après les observations que j'ai faites, les bactéridies du charbon peuvent se multiplier ailleurs que sur le corps de l'animal, c'est-à-dire sur des restes de plantes mortes et y former leurs spores. Il est en conséquence probable qu'elles vivent dans des contrées marécageuses à la surface du sol et l'expérience prouve que très souvent des animaux ont été infectés dans des endroits où l'on n'a jamais enterré de cadavres charbonneux. Par conséquent la présence des spores du charbon et le danger d'une infection ne se limite pas, comme M. Pasteur l'admet, aux cadavres charbonneux. Il est donc superflu d'invoquer l'intervention des lombrics pour la propagation du charbon. Mais d'autres objections encore, qui ne sont pas d'un poids moindre, parlent contre l'importance que M. Pasteur attribue aux lombrics, à savoir la température très basse du sol dans plusieurs pays où, comme en Sibérie, le charbon fait les plus grand ravages. Au surplus en faisant des expériences avec des lombrics appartenant à de la terre dans laquelle les spores du charbon se trouvaient en grande quantité je suis arrivé à des résultats qui ne confirment pas la supposition de M. Pasteur. Quant à l'assertion que l'infection naturelle n'est que le résultat des petites lésions que les pointes du fourrage qui porte le virus produisent dans la bouche, je dois également la contester en me basant sur des expériences sur lesquelles je reviendrai en discutant la question de savoir si l'immunité artificielle offre une protection contre l'infection naturelle.

Je passe maintenant aux explications sur l'atténuation du virus charbonneux et sur l'immunité artificielle qu'elle permet de produire.

On sait que M. Pasteur a d'abord fait des essais sur l'atténuation des microbes du choléra des poules et qu'il est arrivé à la conviction que l'atténuation est un effet de l'oxygène de l'air. Puis M. Pasteur a appliqué le résultat de ses expériences aux baccillus du charbon et il a réussi également à en atténuer la virulence au point que des animaux avec lesquels on les vaccinait résistaient à l'infection et qu'à la suite de cette vaccination préventive ils restaient réfractaires à des infections postérieures par le virus charbonneux le plus puissant.

Toutefois pour donner aux animaux l'immunité contre la vaccination avec du virus non atténué, sans essuyer des pertes trop nombreuses, il a fallu avoir recours, comme M. Pasteur l'a reconnu, à deux vaccinations préventives successives, l'une avec la substance fortemment atténuée qu'il appelle le premier vaccin, l'autre avec le deuxième vaccin dont le pouvoir virulent est moins atténué.

Déjà à l'époque de ses premiers succès avec le choléra des poules M. Pasteur s'était livré à de grandes espérances, et après qu'il eût réussi à rendre par des vaccinations préventives quelques moutons réfractaires contre le charbon, il n'hésita plus à attribuer une portée générale aux résultats de ses essais. Pour lui il était indubitable que l'immunité contre le charbon pouvait être conférée non seulement aux moutons mais encore à tous les animaux susceptibles de prendre la maladie. En outre il admettait définitivement que toutes les maladies infectieuses se comportaient comme le charbon. et qu'il était possible d'atténuer les microbes correspondants et de les convertir en vaccin préservateur. C'est avec pleine confiance qu'il proclamait une victoire prochaine sur les maladies infectieuses. C'est à cette époque que le travail sur l'immunité fait par le Dr. Loeffler à l'office impérial de santé fut publié. M. Pasteur avait communiqué sa méthode pour l'atténuation des bactéridies du charbon d'une manière si incomplète que M. Loeffler avait dû se livrer de son côté à des travaux très étendus pour retrouver et examiner cette méthode. Aussi le travail du Dr. Loeffler s'est-il étendu presque forcément à la question de l'immunité en général, et de nombreuses expériences faites sur des souris, des lapins, des rats et des cobayes l'ont conduit au résultat suivant:

Il existe bien en effet des maladies bactéridiennes contre lesquelles l'individu qui la a subies une fois est réfractaire; en revanche on connaît aussi un bon nombre de maladies bactéridiennes, qui peuvent atteindre le même individu plusieurs fois de suite à de courts intervalles, et qui par conséquent ne préservent pas d'une infection ultérieure. En ce qui concerne le charbon, le docteur Loeffler a résumé son opinion en disant que l'immunité contre le charbon n'avait pas pu être conférée aux espèces animales sur lesquelles il avait fait des expériences. qu'il n'avait pas encore fait d'essais sur les moutons et que ce ne seraient que les expériences qu'il ne tarderait pas à entreprendre qui montreraient jusqu'à quel point on pouvait se laisser aller aux espérances que l'expérience entreprise par M. Pasteur à Pouilly-le-Fort avait fait naître. Cette opinion, qui était conforme à l'état de la question. était parfaitement juste et, comme nous allons le voir, elle s'est confirmée sous tous les rapports au fur et à mesure que la question suivait son cours.

Tout d'adord il faut repousser comme contraire à l'expérience acquise en médécine. la prétention de M. Pasteur de vouloir généraliser pour toutes les maladies infectieuses ce qui peut être vrai pour le choléra des poules et pour le charbon. M. Loeffler. dans le travail dont nous avons parlé. se référait non seulement aux résultats de ses propres essais avec les maladies infectieuses artificielles des animaux, mais encore à la pratique qui nous montre que l'erysipèle. la gonorrhée et la fièvre intermittente, qui, bien qu'étant. aussi que cela a été prouvé, des maladies infectieuses causées par des bactéries ne confèrent pas d'immunité contre des rechutes. Depuis quelque temps on peut compter aussi la tuberculose au nombre des maladies infectieuses qui attaquent l'homme plusieurs fois de suite. Aucun médecin ne s'est encore avisé de prétendre qu'une personne qui a été atteinte de tuberculose et qui, après avoir souffert par exemple de la scrofulose ou du fungus des articulations, en a été guérie, soit dès lors préservée contre la tuberculose. Bien au contraire la pratique nous montre que les personnes qui ont été dans ce cas ont des dispositions plus fortes que d'autres pour les affections tuberculeuses et que fréquemment elles deviennent plus tard phthisiques. On n'a jamais rien appris non plus, en ce qui concerne la lèpre, laquelle est évidemment une maladie bactéridienne, qui fasse supposer que l'immunité contre cette maladie puisse être acquise. Ainsi la règle que M. Pasteur croit être généralement valable ne peut pas être admise comme telle.

Mais nous allons plus loin et nous disons que pas même en ce qui concerne le charbon on ne peut maintenir la loi de l'immunité dans toute l'étendue que M. Pasteur lui a donnée. M. Loeffler avait déjà trouvé que l'immunité ne peut pas être conférée aux cobayes, aux rats, aux lapins et aux souris. Ce fait a été confirmé par tous les expérimentateurs qui ont porté leur attention sur cette question. M. Giotti à Bologne a fait des vaccinations préventives, entre autres sur six lapins, qu'il a ensuite vaccinés avec du sang charbonneux: à la suite de cette opération tous les six lapins sont morts du charbon. De même les lapins que M. Guillebeau avait vaccinés préventivement avec du vaccin de M. Pasteur ont péri du charbon après qu'on leur eût inoculé du sang charbonneux. Dans les expériences que M. Klein a faites sur des cobayes et sur des souris avec du vaccin qu'il avait fait venir de Paris tous les animaux ont péri atteints du charbon. A l'office impérial de santé on a fait de nombreuses expériences sur des lapins, des cobayes et des souris avec du virus charbonneux à différents degrés d'atténuation et finalement avec du vaccin de Pasteur, et malgré tous les efforts qui ont été faits on n'a jamais réussi à donner à l'un de ces animaux l'immunité contre les effets du virus charbonneux non atténué: sans exception ils sont tous morts du charbon véritable à la suite des vaccinations de contrôle. On peut ainsi considérer comme certain que les espèces animales ne sont pas toutes susceptibles d'acquérir l'immunité par le procédé de M. Pasteur. Selon toute apparence les chevaux sont également réfractaires à la vaccination préservatrice, car dans la séance du 8 Juin de la Société centrale de médecine vétérinaire à Paris il a été question de nombreux cas d'insuccès des vaccinations anti-charbonneuses pratiquées sur les chevaux, et d'ailleurs aussi il a été rapporté que les chevaux supportent très mal les inoculations préventives. En ce qui concerne l'homme, le docteur Loeffler a déjà prouvé par une série d'exemples que nous ne sommes pas réfractaires au charbon après avoir subi une première fois cette maladie. Récemment cette opinion a été confirmée par M. J. de Jarnowski qui a eu l'occasion d'observer dans sa propre clientèle cinquante personnes atteintes de charbon, et il en cite deux, dont l'une a pris deux fois le charbon dans l'espace de deux ans, et l'autre trois fois en trois années.

Jusqu'ici on n'a pu obtenir une immunité manifeste que chez les moutons et les bêtes bovines, et provisoirement ce n'est que pour ces deux espèces que l'on peut tirer profit de la vaccination préventive. D'après ce que dit M. Pasteur, la vaccination préventive effectuée d'après sa méthode sur des moutons et des bêtes de l'espèce bovine est si complètement dépourvue de dangers, et la préservation est si sûre et de si longue durée, que l'agriculture est appelée à en tirer les plus grands bienfaits. Et en effet la méthode de M. Pasteur a déjà été appliquée en grand, et la seule question est de savoir maintenant si les promesses faites par M. Pasteur quant à l'innocuité de la vaccination et quant à l'efficacité de la préservation se réaliseront. Actuellement c'est là qu'est le noeud de la la question: aussi vaut il la peine d'en parler en détail.

On peut, il est vrai, pour juger la question, invoquer un grand nombre déjà d'expériences faites en divers endroits, et par des expérimentateurs qui méritent toute confiance, avec les vaccins de M. Pasteur; toutefois dans ces expériences qui n'ont été faites que dans un but pratique, on a laissé plus ou monis de côté quelques circonstances très relevantes, et je suis dès-lors obligé d'attribuer une importance particulière aux essais faits l'an dernier à l'office impérial de santé sur l'immunité contre le charbon. Ces essais ont été faits par moi de concert avec MM. les docteurs Loeffler et Gaffky. Je ne puis ici qu'en mentioner brièvement les résultats; toutefois nous nous proposons de les publier prochainement en détail. Il est vrai que nous ne pouvons pas produire des séries d'animaux d'essai aussi imposantes que celles qu'a pu produire M. Pasteur grâce aux sommes d'argent considérables qui sont mises chaque année à sa disposition. Malgré le petit nombre des animaux sur lesquels nous avons opéré nous espérons néanmoins avoir obtenu des résultats décisifs pour quelques questions importantes de l'étiologie du charbon et de l'immunité artificielle.

En ce qui regarde d'abord la préparation des vaccins, M. Pasteur se contente de dire qu'il cultive le *bacillus* du charbon dans du bouillon neutralisé à une température de 42–43 degrés et qu'au bout de 20 jours environ la virulence est assez atténuée pour qu'on puisse vacciner des moutons. Quant à l'époque la plus favorable pour obtenir le second vaccin, et quant aux qualités qui font reconnaître avec une sûreté suffisante le dégré d'atténuation, M. Pasteur ne s'exprime pas catégoriquement, et cependant c'est là le point essentiel. Il serait certainement désirable d'apprendre quelque chose de plus précis sur la préparation du vaccin, et je veux en conséquence faire part de nos expériences à ce sujet. Il est très-important de disposer d'un thermostat, qui maintient pendant des semaines et sans variations la même température. A cet égard nous nous sommes servis d'un appareil d'après d'Arsonval qui nous a été fourni par Wiesnegg à Paris. Dans cet appareil se trouvent à une température de 42.5 centigrades de petits ballons renfermant environ 20 grammes de bouillon de poule neutralisé, qu'on a infecté, en observant les précautions ordinaires, avec les *bacillus* du charbon. Tous les deux jours on fait une inoculation du liquide d'un des ballons à des souris, à des cobayes qui ont atteint leur pleine croissance et à des lapins grands et vigoureux, et en même temps on fait avec le liquide qui a servi à la vaccination une culture dans de la gélatine nutritive. Dans le commencement tous les animaux meurent du charbon à la suite de la vaccination. Au bout de plusieurs jours — le nombre des jours n'est pas le même pour tous les essais et varie quelquefois d'un ballon à l'autre dans la même expérience — la vaccination agit d'une façon incertaine sur les gros lapins, car il n'en meurt plus qu'une partie, par exemple un ou deux sur trois ou quatre, tandis que les souris et les cobayes sont encore tous tués par la vaccination. Plus tard encore les cobayes résistent également à la vaccination tandis que les souris continuent à périr. Finalement on obtient des cultures de *bacillus* qui peuvent être inoculées aux souris sans que celles-ci soient tuées. Dans leur morphologie ces *bacillus* charbonneux, qui ont perdu complètement leur action pathogénique, ne se distinguent pas des *bacillus* virulents. Ils sont complètement immobiles, et dans des cultures a l'état de pureté ils forment comme les autres de longs filaments. Les cultures qui tuent les souris mais qui épargnent les cobayes fournissent la meilleure matière pour la vaccination des moutons, et celles dont l'inoculation rend les cobayes charbonneux, sans tuer sûrement tous les gros lapins, donnent la substance pour la deuxième vaccination. Entre ces degrés, comme au dessus et au dessous, il y a de nombreuses gradations qu'on peut, selon les circonstances, utiliser également comme vaccin quand on ne se contente pas d'une deuxième vaccination. Je doute que M. Pasteur connaisse les signes caractéristiques du degré d'atténuation, tels que je viens de les indiquer, sans quoi il ne se produirait pas de si nombreuses variations dans les effets de ses vaccins. J'ai eu l'occasion d'essayer un «premier vaccin» de M. Pasteur, lequel ne tuait plus les souris, et qui était par conséquent trop faible, et un «deuxième vaccin» rendant charbonneux tous les lapins vaccinés et qui était en conséquence trop fort. M. Klein a inoculé à quatre cobayes et à six souris du premier vaccin fourni par M. Boutroux, l'agent de M. Pasteur: dans les premières quarante huit heures trois cobayes et les six souris ont péri, ce qui prouve que cette substance d'inoculation était trop forte comme premier vaccin. En Hongrie, d'après un rapport publié dans le journal d'agriculture, on a un jour inoculé à vingt-deux moutons le deuxième vaccin sans avoir fait préalablement usage du premier vaccin; malgré cela ces animaux sont restés bien portants et il y a dès lors lieu de croire que ce deuxième vaccin était trop faible.

La température à laquelle les cultures sont soumises est de la plus grande influence sur l'espace de temps dans lequel l'atténuation s'accomplit. Plus la température approche de 43 degrés et plus l'atténuation se produit vite, de sorte qu'elle peut déjà être achevée dans l'espace de six jours. A 42 degrés elle exige parfois une durée de 30 jours. Aussi est-il indispensable d'essayer le vaccin sur des souris, des cobayes et des lapins. Placé longtemps à la température d'une chambre habitée, le vaccin perd graduellement sa force virulente. M. Pasteur a fait la même observation, que de nombreuses expériences nous ont permis de confirmer. — Nous avons continué à ensemencer de la gélatine nutritive avec nos cultures atténuées. Ce procédé très-simple et très commode peut être employé pour se procurer une quantité quelconque de vaccin cultivé à l'état de pureté. Si nous insistons sur la pureté des cultures c'est parce que l'intrusion de bactéries étrangères, parmi lesquelles il peut s'en trouver qui sont pathogènes, engendrant, par exemple, la septicémie, augmente inutilement le danger des vaccinations faites avec de pareils liquides. C'est ainsi qu'une partie des mauvais résultats obtenus en vaccinant des chevaux paraît avoir eu pour cause l'adultération des vaccins avec des bactéries produisant la septicémie; cela me paraît d'autant plus probable qu'en examinant au microscope plusieurs échantillons des vaccins originaux de M. Pasteur je les ai trouvés fortement adultérés par de nombreuses variétés de bactéries autres que celles qui devaient s'y rencontrer.

Soit avec les vaccins que nous avions préparés comme il vient d'être dit, soit avec ceux que nous avions fait venir de Paris de chez l'agent de M. Pasteur, nous avons fait un certain nombre d'essais de vaccination en suivant à la lettre les prescriptions de M. Pasteur quant au temps, à la partie du corps à vacciner, au maniement des seringues etc. Ces essais ont fourni les résultats suivants: les moutons ont supporté, presque sans réaction aucune, l'injection du premier vaccin (qui ne tue plus les cobayes, mais qui fait périr les souris). A la suite de l'inoculation du deuxième vaccin, faite plus tard, un certain nombre d'animaux ont été atteints du charbon et ont péri. A cause du petit nombre d'animaux sur lesquels nous avons opéré, il est inutile d'indiquer le pour-cent des pertes. En général les résultats ont concordé avec ceux obtenus dans les essais qui ont été tentés à Kapuvar[1] et à Packisch[2]) et que j'ai de préférence comparés avec les nôtres parce qu'ils ont été observés et contrôlés d'une manière digne de foi par des commissions désignées spécialement *ad hoc*. A Kapuvar, après l'inoculation du premier vaccin à 50 moutons, aucun de ceux-ci n'a péri: après l'application du deuxième vaccin cinq moutons sont morts du charbon. De même à Packisch il n'y a pas eu de pertes après la première vaccination, et après la deuxième trois moutons sur vingt-cinq ont succombé au charbon. D'autres essais de vaccination faits en grand nombre dans d'autres localités ont fourni des chiffres analogues, et on peut admettre, comme étant conforme à la réalité, que la première vaccination n'entraîne pas de pertes, et que la deuxième en produit de 10 à 15"o. M. Pasteur estime que ces chiffres sont très élevés et il essaye de les expliquer en disant que les moutons employés dans ces essais appartiennent à

[1] Revue hebdomadaire allemande de médecine *Deutsche medicinische Wochenschrift* No. 2, 1882.

[2] Archives de médecine vétérinaire scientifique et pratique *Archiv für wissensch. und prakt. Thierheilkunde* VIII. 4 et 5.

une race particulièrement apte à contracter le charbon. Toutefois récemment encore M. Mathieu a fait rapport à la Société centrale de médecine vétérinaire (Séance du 13 Juillet 1882) sur le résultat de vaccinations qui ont été suivies de pertes nombreuses. D'après cela il n'y a pas grande différence entre la force de résistance des races françaises de moutons et celle de nos races. Il est vrai qu'en France dans des milliers de cas les vaccinations préventives n'ont été suivies que de pertes presque nulles ; toutefois il ne faut pas oublier que l'immunité des animaux vaccinés n'a pas été établie par une vaccination de contrôle, et on peut supposer qu'ils avaient été vaccinés avec une substance trop faible, peu efficace, et ne conférant par conséquent qu'une moindre immunité. Pour le deuxième essai fait à Packisch par la vaccination de 251 moutons M. Pasteur a fourni, et la remarque en a été faite expressément, un vaccin moins efficace ; aussi un mouton seulement a-t-il péri du charbon après avoir été vacciné.

Il va de soi qu'après la vaccination préventive, et ce dans un cas que j'ai ici particulièrement en vue, nous avons, trois semaines après la denière inoculation, procédé à une vaccination de contrôle avec du virus charbonneux non atténué. Sur six moutons, qui avaient été vaccinés selon toutes les règles avec du vaccin de Pasteur, un est mort du charbon. Deux autres moutons qui avaient subi l'inoculation préventive d'un autre vaccin sont restés indemnes. Ces chiffres aussi sont trop minimes pour servir à établir une règle. Il n'en est pas moins curieux qu'à la suite des vaccinations de contrôle faites à Packisch un mouton seulement sur vingt-deux soit devenu charbonneux, et à Kapuvar un seul également sur quarante-quatre, tandis que nous, nous en avons perdu un sur six. L'explication se trouve à mon sens dans ce fait que les vaccinations de contrôle ont été faites à Packisch et à Kapuvar avec un virus charbonneux envoyé dans ce but de Paris par M. Pasteur, tandis que nous nous sommes servis de poison charbonneux provenant de la contrée et possédant une virulence plus forte que celui que M. Pasteur a fourni pour les vaccinations de contrôle.

Cette supposition est basée non seulement sur mes propres observations, mais encore sur les faits suivants.

D'après un rapport du vétérinaire d'arrondissement Saake à Wolfenbüttel, qui a vacciné au domaine de Salzdahlum quatre-vingt-deux moutons avec du premier et du deuxième vaccin de M. Pasteur, trois moutons ont succombé après la deuxième inoculation, d'où il résulte que le vaccin était suffisamment puissant. Lorsque huit semaines plus tard dix des moutons préventivement vaccinés furent soumis à une vaccination de contrôle, deux moururent du charbon véritable. Cette dernière vaccination avait été faite, comme dans nos propres expériences, avec du sang charbonneux provenant d'un mouton qui avait succombé au charbon spontané.

Mais c'est surtout dans les essais faits par M. Bassi à Turin que s'est manifestée la différence entre l'effet produit par le prétendu virus charbonneux non atténué fourni par M. Pasteur, et celui que l'on obtient avec le virus d'animaux morts spontanément du charbon: six moutons, vaccinés préventivement, ont été revaccinés avec la substance virulente fournie par M. Pasteur et sont restés indemnes: six autres, au contraire, qui avaient été également vaccinés préventivement, ont été revaccinés à la même époque que les six premiers, mais avec du sang d'une génisse morte deux heures et demie auparavant du charbon, et deux d'entre eux ont été atteints du charbon et ont péri.

L'explication que je trouve à ces phénomènes remarquables, c'est que la substance désignée par M. Pasteur comme virus non-atténué ne possède plus la force virulente qu'elle avait à l'origine, parce que, de même que ses vaccins, elle s'atténue avec le temps de plus en plus.

Ce qui, en tout cas, est démontré aussi bien par les essais faits à Salzdahlum et à Turin que par les nôtres propres, c'est qu'après avoir supporté l'inoculation d'un deuxième vaccin fort, un certain nombre, relativement peu minime, de moutons, succombent après l'inoculation de virus charbonneux naturel et n'avaient par conséquent pas acquis une immunité complète. Il n'en est que plus probable que l'inoculation d'un deuxième vaccin plus faible, qui tue les moutons en moindre quantité, ne confère aussi qu'une immunité moindre, et en effet on reconnaît de plus en plus le bien-fondé de cette supposition. D'après les données de M. Pasteur le nombre des moutons vaccinés s'élevait en France au commencement de Septembre à 400,000 et celui des bêtes bovines vaccinées à 40,000. M. Pasteur évalue les pertes à 3 pour mille pour les moutons et à 0,5 pour mille pour les bêtes bovines. Je ne veux bien entendu pas mettre en doute l'authenticité de ces chiffres, mais il est nécessaire de les accompagner d'un commentaire. Tout ce que ces chiffres nous apprennent c'est qu'un nombre relativement grand d'animaux ont resisté à la vaccination. Mais M. Pasteur ne dit rien de la chose essentielle, à savoir si le but de la vaccination a été atteint et si ces animaux ont réellement acquis l'immunité. Et cependant la valeur véritable de la vaccination préventive ne peut être démontrée que par des données sur le nombre des animaux chez lesquels on a obtenu une immunité réelle. Qu'aurait-on dit de Jenner s'il n'avait pu se glorifier d'autres résultats obtenus par l'inoculation de la vaccine que celui d'avoir vacciné des milliers d'enfants et de n'en avoir prerdu que tant pour cent des suites de la vaccination? Certainement rien ne populariserait aussi rapidement la vaccination charbonneuse que l'énumération de milliers d'animaux notoirement préservés du charbon. Jusqu'ici M. Pasteur ne nous a rien produit de pareil. Au contraire depuis quelque temps les plaintes relatives aux insuccès se multiplient, et le côté faible se manifeste de plus en plus.

Déjà dans la séance du 8 Juin de la Société centrale de médecine vétérinaire, il a été question de cas nombreux d'insuccès, et M. Pasteur a été interpellé à cet égard. Il a répondu *qu'il avait eu connaissance non seulement des faits signalés mais encore d'autres plus nombreux*, provenant de ce que les vaccins créés à l'origine avaient perdu peu à peu leur force et de ce que ceux livrés dans le courant de l'hiver jusqu'au mois de Mars avaient été trop faibles. Nous apprenons donc à cette occasion que pendant un long laps de temps on a inoculé du vaccin trop faible, et dès lors il n'y plus lieu de nous étonner que parmi les centaines de mille moutons, vaccinés dans le courant de l'hiver en France, il ne soit survenu que des pertes minimes à la suite des vaccinations. En revanche il est étrange que M. Pasteur, qui fait entrer dans ses additions les animaux auxquels on a inoculé du vaccin trop faible, afin de pouvoir faire parade de chiffres très-élevés ne fournissant que des pertes insignifiantes, passe sous silence les cas d'insuccès parvenus à sa connaissance. En outre on a pu constater depuis la séance dont il vient d'être question, que les raisons mêmes que M. Pasteur a données pour expliquer les cas d'insuccès sont erronées. Si M. Pasteur avait eu raison, les vaccinations faites depuis le commencement du mois d'avril de cette année auraient dû produire des effets plus uniformes et préserver les animaux vaccinés aussi efficacement que possible sans que la mortalité devint trop forte. Or, tel n'a pas été le cas comme il résulte des notes suivantes sur quelques vaccinations pratiquées après le 1 Avril.

M. Bassi à Turin a fait le 20 Avril des vaccinations suivies d'une deuxième opération le 5 Mai. La vaccination de contrôle a fait périr deux moutons sur six.

Les expériences de Salzdahlum déjà mentionées qui ont fourni deux cas de mort sur 10 vaccinations de contrôle, après un perte de 4 p. c. en suite de la deuxième vaccination, ont été faites entre le 25 Mai et le 9 Août de cette année.

Les vaccinations en Hongrie également mentionnées, pratiquées sans pertes sur vingt-deux moutons avec du deuxième vaccin trop faible, ont été faites au mois de Juin.

Dans le No. 15 de cette année du *Recueil de médecine vétérinaire* on relate qu'à Beauchery on a fait les deux vaccinations le 25 Avril et le 8 Mai sur 296 agneaux et qu'un agneau seulement des 296 est mort dans les dix jours qui ont suivi le 2me vaccin. Evidemment le vaccin était trop faible. Aussi du 22 Juin au 24, quatre agneaux ont-ils succombé au charbon spontané ou sang de rate. Le fait est d'autant plus surprenant que pendant ce temps 80 moutons non-vaccinés, qui servaient au contrôle, sont restés indemnes.

A Montpothier les opérations de vaccination ont fourni les résultats les plus bizarres. Le 13 Avril, inoculation du premier vaccin: neuf moutons meurent. Le 28 avril, le troupeau est soumis à une nouvelle inoculation du premier vaccin: sept moutons meurent de nouveau. Le 17 Mai le deuxième vaccin est inoculé: un seul mouton meurt. On aurait pu croire qu'après cette triple vaccination, suivie de pertes si considérables, le troupeau devait être réfractaire au charbon. Cependant de nouvelles pertes devaient être subies: du 11 au 13 Juin, six moutons moururent du charbon spontané. Là-dessus on se décida à répéter l'inoculation du deuxième vaccin. L'opération eut lieu le 17 Juin et de nouveau cinq moutons succombèrent au charbon. Après cela il est permis de se demander s'il existe bien réellement une immunité artificielle ou si le vaccin ne valait rien.

Les vaccinations de Packisch appartiennent à la même époque. Le vaccin de la première série d'essais était évidemment trop fort, car il occasionné 12 p. c. de pertes. Celui de la deuxième série, que M. Pasteur avait désigné comme plus faible s'est trouvé être, comme l'évènement l'a prouvé, trop faible, car il n'a pas eu d'action préservative contre l'infection naturelle.

Ces exemples doivent suffire à prouver que le vaccin fourni par M. Pasteur après le 1 Avril, a été tantôt trop faible tantôt trop fort, c'est-à-dire encore moins sûr que celui qui avait été livré l'hiver dernier.

M. Pasteur a ressenti dès la séance du 8 Juin de la *Société centrale de médecine vétérinaire* ce qu'il y avait de pénible dans sa situation. S'il fournissait un vaccin puissant, conférant l'immunité contre le charbon par inoculation (ou tout au moins contre l'inoculation de la matière prétendue virulente de M. Pasteur), alors les animaux périssaient en trop grand nombre des effets du deuxième vaccin. Si au contraire il fournissait un vaccin trop faible, comme cela a été le cas l'hiver dernier, alors évidemment la préservation était insuffisante. Pour se tirer d'embarras M. Pasteur émit cette opinion singulière qu'il n'est pas nécessaire d'inoculer aux moutons un vaccin si puissant et provoquant de si grandes pertes, attendu que les chances de mortalité sont bien plus grandes à la suite d'inoculations directes qu' à la suite de l'inoculation spontanée, c'est-à-dire de l'inoculation telle qu'elle se produit par l'alimentation ou le séjour sur les champs maudits; pour préserver de cette derniere, un vaccin plus faible suffit, disait-il. M. Pasteur ne réussit pas à produire un argument quelconque à l'appui de cette assertion évidemment arbitraire et qu'il n'avait lancée que pour parer au danger dont les inoculations préventives étaient menacées. En réalité c'est avant d'introduire la vaccination préventive dans la pratique et avant de faire de grands sacrifices pour vacciner des centaines de mille d'animaux qu'il aurait fallu élucider la question de savoir si les animaux peuvent être préservés par la vaccination préventive contre l'infection naturelle. Car si les choses se passent d'une façon contraire à ce que M. Pasteur a prétendu, et si les animaux vaccinés jouissent de l'immunité contre l'infection artificielle sans posséder d'immunité ou seulement une immunité insuffisante contre l'infection naturelle, c'est le cas de se demander si la vaccination présente un utilité quelconque. Cette question étant évidemment la plus importante pour se prononcer sur la valeur de l'immunité artificielle contre le charbon, c'est celle que nous avons dès l'abord mise au premier plan dans les expériences auxquelles nous nous sommes livrés à l'office impérial de santé. Il nous importait beaucoup moins de conférer à un

certain nombre de moutons l'immunité contre la vaccination charbonneuse, car le fait même de l'immunité contre l'infection artificielle
ne pouvait plus être mise en doute après que M. Toussaint et
M. Pasteur ont réussi à la créer sur un grand nombre d'animaux.
En revanche nous avons cherché avant toute chose à nous procurer
quelque certitude sur la manière dont l'infection charbonneuse
naturelle se produit.

M. Pasteur admet, comme je l'ai déjà dit, que le véhicule de
l'infection est le fourrage grossier qui occasionne de légères lésions
dans la bouche de l'animal. S'il en était ainsi il ne s'agirait au
fond que d'une espèce particulière de vaccination du virus charbonneux. On peut invoquer contre l'explication donnée par
M. Pasteur différents arguments que je ne veux pas répéter ici, car
j'ai eu déjà précédemment l'occasion de les expliquer en détail. En
revanche je décrirai quelques expériences qui réfutent directement
la théorie de M. Pasteur.

J'ai fait avaler à plusieurs moutons, avec le fourrage, des
matières charbonneuses ne renfermant que des *bacillus* et pas de
spores. Quelques autres moutons, en revanche, ont reçu des substances charbonneuses contenant des spores. Pour administrer cette
nourriture aux moutons on a évidé une pomme-de-terre, on l'a remplie
de matière infectieuse et l'on a placée dans la bouche de l'animal
avec de si grandes précautions qu'il ne pouvait pas être question
d'une lésion de la muqueuse de la bouche. La pomme-de-terre
même ne peut pas être considérée comme un aliment rugueux, et,
outre ce tubercule, les moutons n'ont reçu qu'un fourrage tendre.
de sorte que les conditions d'infection, telles que M. Pasteur les
présuppose, n'existaient pas. Comme substance dépourvue de
spores j'ai pris la rate d'un cobaye mort du charbon, et comme
matière renfermant des spores une culture de bactéridies du charbon
faite sur des pommes-de-terre et en voie de former des spores.
Voici quel a été le résultat de cette expérience. Les moutons auxquels on avait fait avaler des morceaux de rate de cobaye ne
contenant pas de spores sont restés indemnes bien qu'on ait fait répéter
l'ingurgitation de matières exemptes de spores. En revanche les
moutons auxquels on a donné avec la nourriture des cultures de
bactéridies renfermant des spores sont tous morts du charbon au
bout de peu de jours. L'autopsie de ces moutons a prouvé que
l'infection s'est produite par l'intestin. Dans la cavité buccale, dans
le pharynx et dans l'oesophage de ces animaux on n'a pas trouvé

trace de lésions ou d'altérations qui auraient pu faire supposer que l'infection s'était faite par ces parties là. Il est donc probable que les bactéridies charbonneuses périssent dans l'estomac dont le contenu est acide, tandis que les spores le traversent sans inconvénient, se développent dans le contenu alcalin de l'intestin et pénètrent ensuite dans la muqueuse de ce dernier. L'examen microscope semble indiquer que l'invasion se produit par les follicules lymphatiques et par les glandes de Peyer.

Les moutons dont il vient d'être question avaient reçu en guise de nourriture des cultures charbonneuses qui renfermaient de grandes quantités de spores à l'état frais. Plus tard nous avons fait également ingurgiter des substances renfermant des spores et que l'on avait conservées pendant plus d'une année à l'état sec. Elle ont fait périr les moutons du charbon avec la même efficacité que des spores de date récente ou une inoculation de sang charbonneux frais. Dans ces essais où il s'agissait d'établir d'abord en thèse générale la possibilité d'une infection commençant par l'intestin, les quantités de substances renfermant des spores, que nous faisions avaler à l'animal, n'étaient pas trop minimes. Toutefois il fallait bien se dire que si l'infection naturelle se produit par l'intestin elle ne peut provenir habituellement que de l'absorption d'une quantité très-petite de spores qui se sont mêlées au fourrage sous forme de poussière lorsque ces fourrages ont été récoltés sur des terrains marécageux ou inondés et couverts de limon ou de boue. Aussi avons-nous encore tenté l'expérience suivante. Dix moutons ont reçu chaque jour un morceau de pomme-de-terre par lequel on avait passé un fil portant des spores charbonneuses. Les fils étaient en soie, avaient la longueur d'un centimètre à peine, avaient été imprégnés un an auparavant avec une très-petite quantité de spores charbonneuses et avaient été conservés à l'état sec. Deux moutons qui servaient d'animaux témoins ou de contrôle se trouvaient dans la même écurie que ceux sur lesquels on opérait, mais on ne leur avait pas servi de fils renfermant des spores. Sur les dix animaux qui avalaient les fils quatre périrent successivement du charbon, l'un le cinquième jour à partir du commencement des essais, le deuxième le 6me jour, le troisième le 11me jour, et le quatrième le 19me jour. A partir de ce jour on cessa d'administrer des spores. Les deux animaux témoins étaient restés parfaitement indemnes. Les cas de charbon se produisant par intervalles de plusieurs jours, ainsi que les résultats trouvés à l'autopsie, correspondaient parfaitement à l'image que nous offre un troupeau dans lequel le charbon éclate dans les circonstances ordinaires, et on ne saurait plus douter que l'infection naturelle est occasionnée de préférence, et dans la saison froide exclusivement, par des spores charbonneuses qui arrivent par le fourrage en petites quantités dans l'intestin, d'où elles produisent la maladie. Si en donnant aux moutons une grande quantité de spores la maladie se produit sans exception au bout de quelques jours, tandis qu'en ne leur en faisant avaler qu'en petite quantité il ne sont infectés qu'à des intervalles plus ou moins longs, cela tient à ce que les spores introduites avec la nouriture, loin de se développer toutes dans l'intestin, passent sans altération à travers le canal intestinal; en effet les excréments des animaux qui les ont avalées renferment à l'état de germe une grande quantité de spores charbonneuses; cela a été prouvé par des vaccinations suivies de succès et faites avec des excréments conservés à l'état desséché pendant un an. Dès lors, si une partie seulement des spores agit dans l'intestin, l'infection est d'autant plus rapide et plus certaine que l'on en a fait avaler davantage, car le nombre de celles qui germent augmente avec celui de celles que l'on a introduites dans le canal intestinal.

Un autre fait remarquable a été observé tant dans l'autopsie des moutons qui ont succombé au charbon intestinal, que dans celle d'un certain nombre de ces animaux qui ont péri à la suite de l'inoculation du charbon. La tuméfaction des glandes lympathiques était très différente, et ce n'est que dans des cas très rares qu'il a été possible d'en conclure par quelle partie du corps l'infection s'était faite. C'est ainsi qu'après des vaccinations sur la cuisse on a constaté plus d'une fois une tuméfaction des glandes maxillaires et axillaires; en revanche on a fréquemment trouvé, après le charbon provoqué par la nouriture, que les glandes maxillaires n'avaient subi aucun changement tandis que l'une ou les deux glandes inguinales étaient enflées. L'altération des glandes parait se diriger moins d'après le siège de l'infection que d'après les sugillations sous-cutanées, qui ne font presque jamais défaut chez les moutons atteints du charbon. Les glandes voisines d'une sugillation sont presque toujours tuméfiées, et comme les sugillations se montrent de préférence dans le tissu cellulaire peu ferme du cou, nous avons trouvé très fréquemment aussi que les glandes placées à l'entrée de la poitrine étaient tuméfiées; ensuite venaient les glandes axillaires et les glandes maxillaires.

M. Pasteur a conclu de la tuméfaction fréquente des glandes maxillaires que le siège de l'infection doit se trouver dans la cavité buccale. Il parait que dans les autopsies il a prêté peu d'attention aux autres glandes, sans quoi les phénomènes bizarres qu'elles présentent ne lui auraient pas échappé et il ne serait pas arrivé à une explication erronée des faits observés par lui.

Après avoir déterminé, comme je viens de le décrire, le mode d'infection naturel, nous avons pu songer à examiner, quant à leur force de résistance contre l'infection naturelle, les animaux vaccinés préventivement d'après la méthode de M. Pasteur.

A cet effet on a inoculé à huit moutons vaccinés et à un mouton témoin non-vacciné des matières actives provenant du charbon spontané. Deux jours après, le charbon avait tué le mouton de contrôle et l'un des moutons que l'on avait soumis à la vaccination préventive. La circonstance que l'un des moutons vaccinés était devenu charbonneux prouvait que le vaccin employé pour la vaccination de contrôle possédait un pouvoir virulent considerable. Cette vaccination de contrôle avec une matière très-virulente devait être considérée en même temps comme une nouvelle inoculation préventive et on était en droit d'admettre que les animaux, qui venaient de passer par deux vaccinations préventives et, en outre, par l'inoculation d'une substance charbonneuse très virulente avaient atteint le maximum de l'immunité.

Douze jours après la vaccination de contrôle les sept moutons survivants et un mouton qui n'avait pas été vacciné préventivement et devant servir au contrôle, reçurent avec la nouriture des spores charbonneuses. Celles-ci avaient été cultivées sur des pommes de terre et provenaient des matières charbonneuses qui avaient servi à la dernière vaccination des moutons. L'animal de contrôle et deux des moutons triplement vaccinés périrent du charbon dans l'espace de deux jours après l'opération vaccinale. *Ainsi la même matière charbonneuse, qui lors de la vaccination avait tué un mouton sur deux, en a tué deux sur sept après avoir été ingurgitée avec le fourrage, bien que l'immunité des moutons eût encore été renforcée par la vaccination.* Je ne doute pas qu'en donnant en nouriture des spores charbonneuses à des moutons qui n'ont été vaccinés préventivement que deux fois d'après la méthode Pasteur on ne parvienne à les infecter et à les tuer tous ou à peu près tous.

Nos expériences ont prouvé d'une manière irréfutable que M. Pasteur est dans l'erreur lorsqu'il admet que l'infection charbonneuse naturelle est moins dangereuse pour les animaux que le charbon par voie d'inoculation. Contrairement à son opinion, les moutons sont beaucoup plus accessibles à l'infection naturelle partant de l'intestin qu'à l'infection vaccinale. Nous avons vu que les vaccinations préventives faites dans le but de conférer aux moutons l'immunité contre le virus charbonneux fourni par M. Pasteur en vue des vaccinations préventives, entraîne des pertes pouvant être évaluées à 12 p. c. L'immunité contre le poison plus violent provenant du charbon spontané, tel qu'il se rencontre dans cette contrée ci, exigeait une perte d'environ 20 p. c., et pour préserver les moutons avec quelque sûreté contre toute espèce d'infection charbonneuse, et notamment contre l'infection naturelle, les vaccinations préventives devraient être faites avec des matières d'une virulence telle que probablement les pertes s'élèveraient au double.

Les résultats que nous avons obtenus en ce qui concerne la manière dont les moutons vaccinés préventivement se comportent vis-à-vis de l'infection naturelle, sont en parfaite harmonie avec ceux qui ont été constatés à Kapuvar et à Packisch où les essais ont été faits par l'aide-collaborateur de M. Pasteur lui-même et en présence de commissions d'experts. Aussi bien à Kapuvar qu'à Packisch on a fait chaque fois deux expériences. La première devait fournir la preuve que la vaccination préventive avait rendu les moutons insensibles aux effets d'un virus envoyé de Paris par M. Pasteur. Cette preuve, il faut le reconnaître, a été certainement fournie, avec cette restriction toutefois que les pertes occasionées par la vaccination préventive ont été beaucoup plus fortes que M. Pasteur ne l'avait prédit. La deuxième expérience devait prouver que la vaccination préventive préservait aussi les animaux de l'infection naturelle; cette preuve, j'en fais immédiatement la remarque, a échoué complètement. Pour essayer la force de résistance des moutons vaccinés contre l'infection naturelle, les deux commissions ont suivi le même procédé consistant à placer ces animaux, immédiatement après la vaccination, en même temps qu'un nombre correspondant d'animaux non-vaccinés sur des pâturages où régnait notoirement le charbon. Ce procédé était imparfait en ce sens qu'il laissait trop de jeu au hasard. En effet les attaques de charbon ne se produisent pas immédiatement dans un troupeau après que l'on a conduit celui ci sur un pâturage infecté ; de même, les cas de maladie ne sont pas également répartis quant au temps : tantôt l'épidémie fait de longues pauses, tantôt elle se manifeste par bonds ; enfin il peut se produire par hasard des cas de charbon parmi les animaux non-vaccinés, tandis que les vaccinés restent indemnes, sans que pour autant l'immunité de ces derniers soit à l'abri de toute contestation, parce qu'il est impossible de constater, comme le prouvent nos essais d'alimentation, si les animaux ont été tous uniformément exposés à l'infection naturelle. En conséquence, avec cette organisation des essais, les animaux non vaccinés succombants au charbon n'auraient rien prouvé quant à la vaccination préventive. L'infection des animaux vaccinés doit fournir en revanche une preuve irréfragable contre la théorie de M. Pasteur.

Or, voici comment les choses se sont passées à Kapuvar et à Packisch.

A Kapuvar on a, du 28 Septembre au 10 Octobre, inoculé à 267 moutons le premier et le deuxième vaccin. Après la première vaccination trois moutons sont morts du charbon, et après la deuxième 10. Sur 221 animaux non-vaccinés et conservés comme témoins, un a péri du charbon à la même époque. A en juger par les pertes provoquées par la vaccination préventive, le vaccin était passablement virulent. Les 254 moutons vaccinés survivants et les 220 non-vaccinés ont été ensuite mis au pâturage ordinaire. D'après un rapport publié dans le journal agricole de Vienne, du 27 Avril écoulé, deux des moutons vaccinés ont péri jusqu' à cette époque du charbon spontané, et trois autres ont succombé à une autre maladie ; parmi les non-vaccinés quatre sont morts du charbon et un a péri à la suite d'une autre maladie.

A Packisch on a pratiqué les deux vaccinations sur 281 moutons entre le 19 et le 20 Mai, et 231 autres pièces n'ont pas été vaccinées. Aucun des animaux n'est mort après la première vaccination, et la deuxième n'en a fait périr qu'un.

Pour essayer l'immunité on a ensuite inoculé à 24 de ces moutons vaccinés préventivement le virus Pasteur, sur quoi un mouton a péri du charbon au bout de deux jours, et un autre au bout de quinze jours. Il me semble qu'il y aurait, quelque chose de forcé à expliquer ce dernier décès comme une suite de la vaccination de contrôle, car parmi les nombreux cas de charbon par vaccination que j'ai eu l'occasion d'observer je n'ai jamais rencontré une période d'incubation aussi longue. Aussi le cas dont il s'agit doit il être mis sur le compte de l'infection naturelle.

Dans le courant des mois de Juillet et d'Août, c'est-à-dire peu de mois après la vaccination, trois des moutons vaccinés ont succombé au charbon, un a péri en présentant des symptômes semblables à ceux du charbon sans qu'il ait été possible d'établir un diagnostic certain parce que la décomposition du cadavre était trop avancée, et deux sont morts d'autres maladies. Quant aux animaux non-vaccinés huit ont péri du charbon. En outre, à Packisch, un des animaux de l'espèce bovine vacciné préventivement a péri atteint du charbon [1].

La différence entre les pertes d'animaux vaccinés et entre celles d'animaux non-vaccinés est si minime [2] dans les deux séries d'essais et se trouve, à cause des dispositions prises pour ces essais, si complètement dans le cadre des choses dues au hasard, qu'il ne saurait être question d'une préservation réelle des animaux vaccinés contre l'infection naturelle. En conséquence les essais faits à Kapuvar et à Packisch ont tourné décidément contre la théorie de M. Pasteur.

Mêmes résultats dans les essais faits à Beauchery et à Montpothier, dont il a déjà été question, et dont M. Mathieu a entretenu la Société centrale de médecine vétérinaire. Dans ces essais on a inoculé des vaccins fournis par M. Pasteur après le 1er Avril et qui, d'après ses propres indications, étaient particulièrement efficaces. En conséquence on ne saurait admettre ici l'objection que les vaccins étaient trop faibles. A Beauchery on a inoculé du 28 Avril au 8 Mai 296 agneaux, et du 22 au 24 Juin ces agneaux ont fourni quatre décès par suite de charbon, tandis que 80 agneaux appartenant au même troupeau et qui n'avaient subi l'influence d'aucun vaccin sont restés indemnes. A Montpothier ce fut pis encore, car après une triple vaccination pratiquée sur un troupeau de 203 moutons, six ont succombé au charbon un mois environ après la dernière vaccination.

Il peut paraitre bizarre que jusqu'ici l'on n'ait fait connaitre

[1] *Archiv für wissensch. und prakt. Thierheilkunde* VIII. 6. pag. 186.

[2] D'après une communication qui m'a été faite, récemment encore un des moutons vaccinés préventivement à Packisch a succombé au charbon, de sorte que les animaux vaccinés présentent actuellement six cas, et les non-vaccinés huit cas d'infection naturelle.

ou du moins publié de manière à pouvoir les utiliser scientifiquement qu'un si petit nombre d'expériences sur l'immunité des animaux vaccinés préventivement. Celles que j'ai réunies ci-dessus forment à peu près tout ce que l'on est parvenu à apprendre. Les faits connus jusqu'ici parlent, comme on le voit, contre l'utilité des vaccinations préventives. Mais d'autres expériences défavorables ont été sans doute déjà faites en assez grand nombre; cela ressort du moins de la remarque déjà citée, que M. Pasteur a faite dans la séance du 8 Juin de la Société centrale de médecine vétérinaire, et d'après laquelle d'autres insuccès encore étaient parvenus à sa connaissance, insuccès qu'il attribuait à la mauvaise qualité du vaccin qui avait été expédié dans le courant de l'hiver.

A cette époque cette excuse pouvait être acceptée comme valable. Mais depuis lors les mêmes insuccès se sont répétés après des vaccinations faites avec un vaccin plus fort et fourni plus tard. Il est impossible que M. Pasteur n'ait pas eu connaissance de ces faits, et à l'époque où il a prononcé son discours à Genève il connaissait, aussi bien que je le connaissais moi-même, l'insuccès de l'expérience faite à Packisch. Mais tout cela ne l'a pas empêché de ne parler à Genève, à propos des essais faits à Packisch, que de la marche favorable de la vaccination préventive de 250 moutons, qui forcément n'avait pas été suivie d'accidents puisque l'on s'était servi de vaccins d'une virulence minime. Les cas de décès par le charbon naturel, qui se sont produits sur ces animaux, ont été passés sous silence par M. Pasteur. De même il n'a pas dit un mot de toutes les expériences connues en France qui pouvaient lui être défavorables et des essais importants qui ont été faits en Hongrie par son préparateur et sous les yeux d'une commission.

La tactique suivie par M. Pasteur est, par conséquent, de ne communiquer d'une expérience que ce qui parle en sa faveur, et de passer sous silence les faits qui lui sont défavorables même quand ceux-ci sont décisifs pour le but de l'expérience. De pareils procédés peuvent convenir quand il s'agit de faire de la réclame en affaires, mais la science doit les repousser énergiquement. M. Pasteur a placé dans l'exorde de son discours cette parole: «Nous sommes tous animés d'une passion supérieure, la passion du progrès et de la vérité». Cette parole est en contradiction avec la tactique suivie par M. Pasteur, et il n'échappera pas à l'obligation de donner des éclaircissements satisfaisants.

Les matériaux dont on dispose aujourd'hui déjà suffisent pour établir un jugement sûr sur la vaccination préventive exécutée d'après la méthode de M. Pasteur. On peut résumer ce jugement comme suit :

Les *bacilli* du charbon peuvent être atténués par un traitement particulier et être utilisés comme vaccin contre des matières possédant moins de virulence qu'ils n'en ont eux-mêmes à l'état d'atténuation. L'immunité ne peut pas être conférée à toutes les espèces d'animaux. Jusqu'ici et selon toute apparence la méthode de M. Pasteur n'est à employer que sur les animaux de l'espèce bovine et sur les moutons. Ce procédé, quand on veut conférer l'immunité complète aux animaux, surtout contre l'infection naturelle, entraine des pertes considérables. Plus les pertes résultant de la vaccination préventive sont faibles et plus est faible aussi la préservation que l'on cherche à atteindre

En ce qui concerne l'utilisation pratique, d'autres circonstances encore sont de la plus haute importance. La première question qui se pose ici est celle de la durée de la préservation vaccinale. Jusqu'à présent on n'a à cet égard qu'une expérience très-insuffisante, mais M. Pasteur admet que les animaux sont préservés pour la durée d'un an environ et que chaque année il faut vacciner de nouveau. S'il en est ainsi, les pertes résultant de la vaccination elle-même dépasseraient de beaucoup celles qui sont la suite de la maladie spontanée, même dans les contrées qui en sont frappées le plus souvent. En outre il ne faut pas perdre de vue la signification des inoculations préventives au point de vue de l'hygiène publique. N'oublions pas en effet que la vaccination se pratique en partie avec le deuxième vaccin, c'est-à-dire avec une substance qui est capable de tuer des moutons et qui, par conséquent, dans ses effets immédiats sur ces animaux ne le cède pas de beaucoup au virus charbonneux ordinaire. Il est très vraisemblable aussi que ce virus, qui n'est que modérément atténué, n'est pas sans danger pour les hommes. Dès lors on doit se dire qu'il y a quelque danger à répandre partout un pareil poison en le revaccinant sur des milliers de moutons, à multiplier ainsi la possibilité de l'infection des animaux non-vaccinés et finalement à créer, par l'emploi de la laine et par la consommation de la viande provenant d'animaux fraîchement vaccinés, un péril véritable pour les hommes. À cet égard je ne veux rappeler que la clavelée, qui est une maladie que l'on peut vacciner sans essuyer de grandes pertes, tout en obtenant l'immunité complète des animaux vaccinés, et qui n'offre aucun danger pour l'homme. Malgré tout cela on est arrivé à la conviction que la vaccination de la clavelée contribue le plus à maintenir la maladie et à la répandre partout, de sorte qu'on s'est vu dans le cas d'interdire cette vaccination.

En conséquence la vaccination préventive de Pasteur ne peut pas être considérée comme pratiquement utilisable, à cause de l'insuffisance de la préservation qu'elle donne contre l'infection naturelle, à cause de la courte durée de cette préservation et à cause des dangers qu'elle entraîne pour les hommes et pour les animaux non-vaccinées. Cela ne signifie pas que la vaccination préventive n'a en général pas d'avenir, mais seulement que la méthode proposée par M. Pasteur est entachée des défauts dont il vient d'être question et qu'à cause de cela elle ne peut pas être employée. Il est possible que peut-être plus tard d'autres méthodes perfectionées fourniront les résultats qu'aujourd'hui déjà l'on attendait prématurément de ce procédé imparfait.

Quelque problématique que soit donc l'utilité que la pratique peut tirer en ce moment des vaccinations préventives faites avec un virus charbonneux atténué, la science n'en tirera pas moins grand profit de la découverte que le microbe du charbon peut être atténué et ensuite utilisé comme vaccin.

M. Toussaint avait déjà découvert avant M. Pasteur, que le sang charbonneux soumis à certains agents, tels que l'addition d'un pour cent d'acide carbolique, ou l'élévation de la température jusqu'à 55 degrés centigrades, perd de sa virulence, qu'il est par conséquent affaibli, et que l'injection souscutanée d'un sang altéré de cette manière confère aux moutons et aux jeunes chiens l'immunité contre l'inoculation du virus charbonneux non atténué. Ainsi le fait était trouvé que le virus charbonneux peut être atténué et employé pour conférer l'immunité, et c'est à M. Toussaint qu'il faut attribuer cette découverte. Toutefois le procédé de M. Toussaint était incertain et l'idée qu'il se faisait des effets du virus atténué était fausse. Tandis que M. Toussaint se proposait de faire disparaître les microbes du sang ou de les tuer, M. Pasteur a eu le grand mérite d'avoir fourni la preuve que ces microbes, ou *bacilli* charbonneux, sont précisément la partie du sang qu'il faut modifier et atténuer et que les nouvelles propriétes données aux microbes atténués se transmettent aussi à leurs descendants. C'est cette circonstance précisement qui donne à cette découverte sa haute importance scientifique. Pour la première fois il a été fourni d'une manière exacte et à l'abri de toute objection la preuve que moyennant des conditions parfaitement déterminées les bactéries pathogènes d'une certaine espèce perdent leurs qualités pathogéniques sans qu'il y ait un changement morphologique. Ce fait est du plus haut intérêt, non seulement pour les recherches étiologiques, mais encore et au même degré pour la science biologique, et certainement il ouvre la voie à d'autres découvertes importantes. Mais quelque grand que soit le mérite de M. Pasteur pour avoir enrichi la science d'un fait de cette valeur, ce n'en est pas moins une injustice, quand on parle de la découverte de l'atténuation du virus charbonneux et de l'immunité artificielle, de reléguer le nom de M. Toussaint tout-à-fait à l'arrière plan, comme cela se pratique de nouveau régulièrement, ou même de le prétériter complétement. Pour montrer que dans cette affaire je ne parle pas de parti pris, je veux rappeler les paroles que M. Bouley, le partisan le plus zélé de M. Pasteur, a prononcées dans la séance du 8 Mai 1881 de l'Académie, dans la séance précisément où M. Bouley a présenté son rapport sur les expériences d'atténuation faites par M. Pasteur Il s'est exprimé comme suit: »Je maintiens que M. Toussaint a le mérite d'avoir démontré, par un procédé qui lui appartient, que le virus charbonneux pouvait être transformé en virus vaccinal contre lui-même. M. Toussaint est l'inventeur de la méthode dont il s'est servi, et cette méthode il l'a prouvée efficace, et, le premier, il a résolu scientifiquement le problème de l'atténuation du virus charbonneux et de sa transformation en virus vaccinal.«

D'un autre côté je constate que le procédé à employer pour transformer le virus charbonneux en vaccin a été considérablement perfectionné par M. Pasteur. Au fond et au point de vue purement scientifique, contrairement au point de vue pratique, il n'importe que fort peu que le nombre des animaux qui périssent par suite de la vaccination préventive soit plus ou moins grand. La science ne se préoccupe que de la question de savoir si l'on peut obtenir une immunité artificielle. Or le procédé de M. Toussaint a donné des résultats si incertains qu'au premier abord ils paraissaient peu probants, tandis que la méthode de M. Pasteur a fourni la preuve complète et entière que l'on peut obtenir l'immunité artificielle.

Toutefois je ne puis me ranger à l'opinion professée par M. Pasteur pour expliquer comment les choses se passent dans l'atténuation du *bacillus anthracis*.

M. Pasteur admet que c'est sous l'influence de l'oxygène de l'air que l'atténuation se produit dans un laps de temps déterminé. M. Pasteur ne fait intervenir simultanément une température plus élevée que pour empêcher les microbes de former des spores et pour les transformer de manière à ce qu'ils soient inaccessibles à l'action de l'oxygène. Or plusieurs circonstances semblent indiquer que ce n'est pas l'oxygène de l'air qui agit sur les bactéridies d'une façon pernicieuse pour elles et en atténuant leur force virulente, mais plutôt l'élévation de la température, ainsi que certains produits particuliers auxquels la nutrition des bactéridies donne naissance.

En ce qui concerne l'action de la température dans l'atténuation des microbes on peut faire valoir les faits suivants. M. Toussaint avait trouvé que le sang charbonneux exposé pendant dix minutes à une température de 55 degrés centigrades perd une grande partie de sa virulence et se transforme en vaccin. M. Chauveau a poursuivi ces expériences, et récemment il a fait une communication sur les résultats très-intéressants qu'il a obtenus. Il en ressort que l'atténuation se produit d'autant plus lentement que la température agissant sur le sang charbonneux est plus basse. A 52 degrés l'atténuation s'obtient en quinze minutes; à 50 degrés en vingt minutes. Le même phénomène se montre du reste, comme je l'ai déjà fait observer antérieurement, à des températures plus basses, telles que M. Pasteur les a employées, car dans nos propres expériences nous avons constaté qu'à 43 degrés centigrades l'atténuation s'obtient en six jours et à 42 degrés dans trente jours environ. Une nouvelle preuve a été fournie par MM. Arloing, Thomas et Cornevin qui ont trouvé que les spores du charbon symptômatique maintenues pendant six heures à une température de plus de 85 degrés perdent également lur virulence et prennent toutes les qualités d'un vaccin contre le charbon symptômatique. Pour terminer il faut citer aussi une observation faite par M. Fitz. Celui-ci a exposé les spores du *Bacillus butyricus* (qui est l'agent de la fermentation de l'acide butyrique) à l'action de températures élevées. et il a trouvé que lorsque ces spores avaient été soumises pendant cinq heures à une température de 90 degrés ou pendant sept heures à celle de 80 degrés, elles étaient encore susceptibles de se reproduire, mais qu'elles avaient perdu la faculté de produire la fermentation. Dans ces deux derniers cas surtout, dans lesquels des températures très-élevées ont agi sur les spores, l'action de l'oxygène ne peut être admise et la chaleur seule doit être portée en ligne de compte comme agent d'atténuation.

Mais il paraît, comme je l'ai déjà fait remarquer, que l'atténuation est produite non seulement par la chaleur, mais encore par des substances hostiles aux bactéries. Ici encore c'est M. Toussaint qui a fourni le premier point de départ, en montrant que la virulence du sang charbonneux est atténuée par une addition d'acide carbolique. L'acide carbolique ou phénique est, comme on le sait, un des produits de l'échange nutritif des bactéries, et plusieurs faits, dont l'énumération me conduirait trop loin, indiquent que, de même que l'acide phénique, d'autres produits, auxquels la croissance et la multiplication des bactéries donnent naissance, affaiblissent ces mêmes bactéries auxquelles elles doivent leur existence, et en empêchent la croissance. Plus l'affaiblissement des *bacilli* charbonneux est lent à une température qui n'est pas très élevée, et le temps qui leur est laissé pour leur croissance et multiplication, considérable, et plus aussi l'action atténuante de ces produits de l'évolution vitale se fait sentir en même temps que l'influence de la température.

Pour appuyer sa théorie de l'atténuation des microbes par l'oxygène M. Pasteur a fait valoir que les *bacilli* du charbon, portés, à l'abri de l'oxygène, à une température de 42 à 43 degrés, conservent leur virulence, tandis qu'ils la perdent quand l'oxygène de l'air a libre accès. M. Pasteur oublie ici que sans oxygène les microbes charbonneux ne croissent pas, que par conséquent les produits de l'échange nutritif dont il vient d'être question ne peuvent pas se former et qu'ainsi un agent atténuant essentiel est supprimé.

Le fait suivant nous fournit également une preuve éclatante contre l'action atténuante de l'oxygène. Quand un vaccin est ensemencé plusieurs fois de suite et à de courts intervalles dans de nouveaux milieux de culture, il conserve sans altération la virulence qui lui est propre. Si au contraire on le laisse longtemps de suite dans le même liquide nutritif, sans en faire de nouvelles cultures, sa virulence se perd de plus en plus et finit par disparaître complètement, à moins toutefois que des spores ne se soient formées dans l'intervalle. Dans les deux cas l'oxygène agit de la même manière sur les *bacilli*, et cependant dans l'un de ces cas les microbes s'affaiblissent, et dans l'autre ils ne s'affaiblissent pas. Provisoirement voici comment je m'explique la chose: les *bacilli* dont la culture n'est pas continuée et qui restent en permanence en contact avec les produits de leur propre évolution vitale sont affaiblis par ces derniers. En revanche les *bacilli* que l'on transfère plusieurs fois de suite à quelques jours d'intervalle dans d'autres bouillons de culture sont soustraits à temps à l'influence nuisible des produits de l'échange nutritif et ne sont pas atténués, bien que l'oxygène de l'air soit à même d'agir sur ces *bacilli* absolument de la même manière que sur les autres, et que, pour le reste, les uns et les autres se trouvent dans les mêmes conditions d'existence.

En tout cas le procès de l'atténuation n'est pas aussi simple que M. Pasteur se l'est imaginé, et pour parvenir à l'expliquer d'une façon satisfaisante, il faudra faire entrer en ligne de compte des facteurs divers, tels que la chaleur, les agents chimiques et probablement différentes autres conditions que l'on ne connait pas encore.

En terminant je dois encore faire quelques remarques sur l'atténuation des virus en général.

D'après M. Pasteur l'atténuation a réussi pour quatre principes infectieux; un pareil succès permettrait maintenant déjà d'admettre une loi générale d'après laquelle tous les organismes pathogènes peuvent être atténués et transformés en vaccin préservateur. A mon avis, c'est aller trop loin. Jusqu'ici le seul fait incontestable est l'atténuation du microbe du charbon. En ce qui concerne les autres principes infectieux que M. Pasteur met sur la même ligne, à savoir les microbes du choléra des poules, de la nouvelle maladie de la rage et du typhus des lapins, il faudra se livrer à de nouvelles recherches expérimentales et attendre que les résultats signalés par M. Pasteur aient été confirmés par des observateurs de confiance. Cette dernière exigence se justifie d'autant mieux que deux des maladies dont il vient d'être question sont incontestablement identiques avec la septicémie des lapins et que les recherches de M. Toussaint n'excluent pas l'identité du choléra des poules lui-même avec la septicémie des lapins.

Comme on a cherché souvent et bien à tort cependant, à me faire passer comme étant en principe un adversaire des cultures pratiquées avec des microorganismes pathogènes pour les atténuer, je veux rappeler ce que j'ai dit dans le Receuil des travaux de l'office impérial de santé (*Mittheilungen aus dem Kaiserl. Gesundheitsamte*, pag. 74) et d'une manière analogue dans autres circonstances, à savoir que «je ne suis nullement un adversaire de la doctrine de la transformation, par des cultures, d'une espèce en une autre qui lui est parente, et que, par conséquent, je considère la transformation des organismes pathogènes en autres organismes non nuisibles et *vice-versa*, comme possible mais que vu la portée extra ordinaire d'un fait de cette nature, celui-ci ne peut pas être admis en plein par la science avant que l'on en ait fourni la preuve exacte». Ce point de vue, c'est celui auquel je me place encore aujourd'hui. J'ajoute que maintenant que la preuve de la transformation des microbes du charbon a été fournie d'une manière exacte, je la considère comme un fait acquis, mais en revanche je demande pour les autres essais de transformation des preuves tout aussi irrécusables. En un mot j'estime qu'on ne pourra pas parler d'une loi générale de l'atténuation des microorganismes pathogènes avant qu'on ait réussi à en transformer un grand nombre d'espèces par des cultures. Ensuite il est très désirable que les personnes qui s'occupent de ces études procèdent à l'avenir avec plus d'objectivité et en appliquant à leurs propres travaux une critique plus sévère.

Puis, eu égard aux expériences faites jusqu'à ce jour, il faut se garder de vouloir faire passer prématurément dans la pratique les résultats obtenus dans les recherches scientifiques. Les espérances conçues par M. Pasteur à propos du choléra des poules ne se sont selon toute apparence pas réalisées, car jusqu'ici on n'a pas appris que les aviculteurs aient pratiqué l'inoculation des microbes atténués du choléra des poules. Le vaccination préventive contre le charbon ne peut pas davantage, provisoirement du moins, être considérée comme étant utile dans la pratique, et jusqu'ici l'inoculation préventive de bactéries pathogènes atténuées n'a pas eu de succès. Dès lors en fêtant au Congrès de Genève M. Pasteur comme un second Jenner on s'est un peu trop hâté, sans compter que l'on a oublié, évidemment dans l'excitation de l'enthousiasme, que ce ne sont pas des moutons mais les hommes qui ont profité de la découverte si bienfaisante de Jenner.

Si dans l'avenir on réussissait une fois à atténuer et à changer en vaccins préservateurs les bactéries qui concernent directement l'homme — parmi lesquelles nous connaissons déjà les *bacilli* de la tuberculose, de la lèpre et du typhus abdominal, ainsi que les microcoques de l'érysipèle et les microbes de la fièvre intermittente, c'est-à-dire une série suffisante pour des recherches sur l'atténuation — alors seulement la vaccination préventive des matières infectieuses atténuées pourrait célébrer des triomphes réels et mérités.